BEI GRIN MACHT SICH IHR WISSEN BEZAHLT

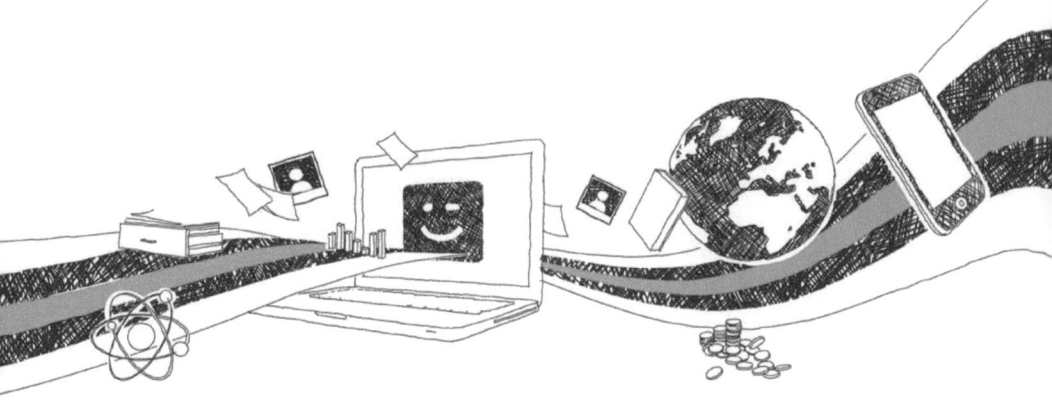

- Wir veröffentlichen Ihre Hausarbeit,
  Bachelor- und Masterarbeit

- Ihr eigenes eBook und Buch -
  weltweit in allen wichtigen Shops

- Verdienen Sie an jedem Verkauf

Jetzt bei www.GRIN.com hochladen
und kostenlos publizieren

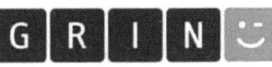

Bibliografische Information der Deutschen Nationalbibliothek:

Die Deutsche Bibliothek verzeichnet diese Publikation in der Deutschen National-bibliografie; detaillierte bibliografische Daten sind im Internet über http://dnb.d-nb.de/ abrufbar.

Impressum:

Copyright © 2006 GRIN Verlag
Druck und Bindung: Books on Demand GmbH, Norderstedt Germany
ISBN: 9783638677837

Dieses Buch bei GRIN:

https://www.grin.com/document/65814

René Bellingrath

Steuerungselemente im Gesundheitswesen

GRIN Verlag

GRIN - Your knowledge has value

Der GRIN Verlag publiziert seit 1998 wissenschaftliche Arbeiten von Studenten, Hochschullehrern und anderen Akademikern als eBook und gedrucktes Buch. Die Verlagswebsite www.grin.com ist die ideale Plattform zur Veröffentlichung von Hausarbeiten, Abschlussarbeiten, wissenschaftlichen Aufsätzen, Dissertationen und Fachbüchern.

Besuchen Sie uns im Internet:

http://www.grin.com/

http://www.facebook.com/grincom

http://www.twitter.com/grin_com

FOM Fachhochschule für Oekonomie & Management

Essen

Berufsbegleitender Studiengang

zur Erlangung des Grades eines Diplom-Kaufmannes (FH)

5. Semester

über das Thema

STEUERUNGSELEMENTE IM GESUNDHEITSWESEN –

STAATLICHE EINGRIFFE

Autor: René Bellingrath

Düsseldorf, den 12. November 2006

Inhaltsverzeichnis

Abbildungsverzeichnis

Abkürzungsverzeichnis

BIP	Bruttoinlandsprodukt
bzw.	beziehungsweise
DMP	Disease Management Programm
DRG	Diagnosis related Groups
evtl.	eventuell
f	und die folgende Seite
GG	Grundgesetz
GKV	Gesetzliche Krankenversicherung
Hrsg.	Herausgeber
IQWIG	Institut für Qualität und Wirtschaftlichkeit im Gesundheitswesen
KBV	Kassenärztliche Bundesvereinigung
KHG	Krankenhausfinanzierungsgesetz
KV	Kassenärztliche Vereinigung
o. V.	ohne Verfasser
PKV	Private Krankenversicherung
RSA	Risikostrukturausgleich
S.	Seite(n)
SGB	Sozialgesetzbuch
Vgl.	Vergleiche
z.B.	zum Beispiel

1 Einführung

Im Rahmen dieser Arbeit werden die Möglichkeiten des Staates zur Steuerung der Ausgaben und Optimierung der Leistungsdurchführung im Gesundheitswesen erarbeitet.

Fast jeder Bürger in Deutschland ist krankenversichert. Über 87 Prozent der Deutschen sind gesetzlich und über 9 Prozent der Bevölkerung sind privat krankenversichert. Nur circa ein Prozent ist überhaupt nicht krankenversichert. [1]

„In Deutschland beläuft sich die Summe aller Gesundheitsausgaben auf über elf Prozent des Bruttoinlandsprodukts (BIP); die Leistungsausgaben der Gesetzlichen Krankenversicherung (GKV) allein auf gut sechs Prozent des BIP. Insgesamt arbeiten mehr als vier Millionen Erwerbstätige im Gesundheitswesen – und dies mit steigender Tendenz." [2] Im Vergleich zu anderen Ländern liegen wir in der Summe der Gesundheitsausgaben im Verhältnis zum BIP um 2,5 Prozentpunkte über dem OECD Durchschnitt von 8,6 Prozent. Damit sind wir nach den USA und der Schweiz auf Platz drei. Schlusslichter bilden die Länder Polen und Luxemburg mit knapp 6 Prozent ihres Bruttoinlandsproduktes. [3]

Wird Gesundheit in Zukunft daher noch bezahlbar sein?
„Die Bezahlung von Gesundheit darf keine Frage der Leistungsfähigkeit und Leistungsbereitschaft des Einzelnen sein. Diese gängige Vorstellung der Bereitstellung von Gesundheitsleistungen prägt die rechtliche Diskussion um das Gesundheitsrecht und die Regulierung des Gesundheitsmarktes." [4]

Welche Therapien können Menschen wirksam helfen? Wie entwickelt sich der Gesundheitsmarkt und das Gesundheitswesen in diesem Land?

---

[1] Vgl. http://www.bpb.de/wissen/S4VGR2,0,Krankenversicherungsschutz_der_Bev%F6lkerung.html, Stand 04.11.2006 15:01.
[2] Rosenbrock, R., Gerlinger, T. (2003): Gesundheitspolitik Eine systematische Einführung, in Huber (Hrsg.), 2., vollständig überarbeitete und erweiterte Auflage, Kempten, 2006, S. 11.
[3] Vgl. http://www.oecd.org/dataoecd/54/33/35056839.pdf, Stand 10.11.2006 09:57.
[4] Schmehl, A., Wallrabenstein, A. (2005): Steuerungselemente im Recht des Gesundheitswesen, in Mohr Siebeck (Hrsg.), Band 1: Wettbewerb, Tübingen, 2005, S. 1.

Ziel der Steuerung im Gesundheitswesen ist es, den Versicherten auch in Zukunft eine sehr gute medizinische Versorgung zu einem günstigen Preis anzubieten. Dazu sind aber wissenschaftliche Erkenntnisse notwendig, die allen Akteuren im Gesundheitswesen dabei helfen, wichtige und richtige Entscheidungen zu treffen. Dabei liegt das Hauptaugenmerk auf einer fundierten Kosten- und Nutzenanalyse.

Die Nachfrage an Gesundheitsleistungen soll reduziert werden. Dies geschieht unter anderem durch präventive Maßnahmen. Durch Bonussysteme für Nichtinanspruchnahme von Leistungen oder Selbstbeteiligungsregelungen sowie aktiver Prophylaxe wird dies ebenfalls gefördert.[5]

Was für Steuerungselemente befinden sich im deutschen Gesundheitswesen? Wie werden diese genutzt? Was für Vorteile, aber auch Nachteile ergeben sich daraus? Welche Rolle spielt dabei der Staat?

Im Folgenden wird nicht nur auf die Ursachen der Steuerung, sondern auch auf die Probleme, die damit verbunden sind, eingegangen. Hierbei werden einige Steuerungselemente des Staates explizit erläutert und sollen dabei den Ausweg aus der angespannten Situation darstellen.

1.1 Der Markt des Gesundheitswesens

Die Steuerung beziehungsweise Regulierung des Gesundheitswesens gestaltet sich schwierig. Im Gesundheitswesen gibt es verschiedene Beteiligte und Akteure: Krankenkassen, Patienten und Leistungserbringer. Leistungsanbieter und -erbringer stehen ebenso wie Krankenkassen, welche Verwaltungsaufgaben wahrnehmen, in Konkurrenz zueinander. Der Wettbewerb spielt sich speziell zwischen dem ambulanten und dem stationären Sektor der Gesundheitsversorgung ab.[6] Wenn sich das Verhältnis zweier dieser Beteiligten verändert, dann kommt es aufgrund eines engen

---

[5] Vgl. Hohmann J. (1998): Gesundheits-, Sozial- und Rehabilitationssysteme in Europa, in Huber (Hrsg.), Bern, 1998, S. 399.
[6] Vgl. Schmehl, A., Wallrabenstein, A. (2005): Steuerungselemente im Recht des Gesundheitswesen, in Mohr Siebeck (Hrsg.), Band 1: Wettbewerb, Tübingen, 2005, S. 3.

Beziehungsgeflechts zu Anpassungsreaktionen Dritter.[7] (siehe hierzu Abbildung 1) Die Nachfrage der Patienten nach qualitativ hochwertigen medizinischen Maßnahmen gleichen sich an. Ebenso werden die Angebote, wie zum Beispiel Modellvorhaben von Krankenkassen größtenteils übernommen oder Leistungserbringer nähern deren Preise einander an. Der Staat macht sich auf der einen Seite das Expertenwissen der Verbände zu Nutze, aber auf der anderen Seite kommt es zu vielfältigen lobbyistischen Beeinflussungsversuchen verschiedenster Akteure im Gesundheitswesen. Die eingesetzten Steuerungsinstrumente sind häufig nicht so zielgenau, wie sie sein sollten. Somit kommt es für den Staat zu schwer kontrollierbaren Ausweichmöglichkeiten der Akteure.[8]

Im Gesundheitswesen stehen sich mehr als in vielen anderen Bereichen die ökonomischen und gesundheitlichen Ziele gegenüber. Dadurch entstehen Spannungsfelder. Diese resultieren aus den Interessen und Handlungslogiken. Aufgrund Knappheit an Ressourcen wird man gezwungen, den Aufwand und die damit verbundenen Kosten zu reduzieren beziehungsweise zu begrenzen.[9]

Abbildung 1:
Zusammenspiel der
einzelnen Akteure im
Gesundheitswesen

---

[7] Vgl. Schmehl, A., Wallrabenstein, A. (2005): Steuerungselemente im Recht des Gesundheitswesen, in Mohr Siebeck (Hrsg.), Band 1: Wettbewerb, Tübingen, 2005, S. 4.
[8] Vgl. Rosenbrock, R., Gerlinger, T. (2003): Gesundheitspolitik Eine systematische Einführung, in Huber (Hrsg.), 2., vollständig überarbeitete und erweiterte Auflage, Kempten, 2006, S. 17-18.
[9] Vgl. Rosenbrock, R., Gerlinger, T. (2003): Gesundheitspolitik Eine systematische Einführung, in Huber (Hrsg.), 2., vollständig überarbeitete und erweiterte Auflage, Kempten, 2006, S. 19.

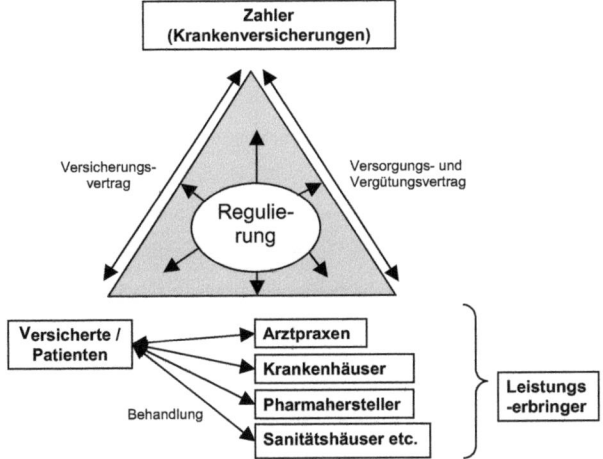

1.2 Problemstellung

Gesundheit ist das höchste Gut. Es gibt viele Ursachen für Probleme im Gesundheitswesen:

Der Zweck heiligt nicht alle Mittel. So ist es auch im Gesundheitswesen. Die deutsche Gesetzgebung schützt ganz besonders sensible Gesundheitsdaten. Mitunter wird dadurch die medizinische Versorgung hierzulande erschwert. So sind bundesweite Krankheitsregister, die detaillierte Statistiken oder Hintergrundinformationen zu einzelnen Erkrankungen liefern, in Deutschland schwer durchsetzbar. Auch bei systematischen Behandlungsprogrammen wird durch den Datenschutz Grenzen gesetzt, die nicht überschritten werden können und sollen.[10]

Ein weiteres Problem wird die demographische Entwicklung sein. Sie sorgt automatisch dafür, dass die Kosten in der Krankheitsversorgung übermäßig ansteigen. Das Durchschnittsalter der Bevölkerung wird sich in den kommenden Jahren nach oben verschieben, sodass es viele ältere und weniger jüngere Menschen in Deutschland geben wird. Da Menschen in fortgeschrittenem Alter tendenziell mehr Leistungen in Anspruch nehmen bzw. höhere Gesundheitskosten verursachen, als jüngere Menschen, kommt es zur erhöhten Spannung der Einnahme- und Ausgabenverhältnisse. Diesem Missverhältnis muss man mit entsprechenden Maßnahmen gegensteuern.

Ein drittes Problem - so seltsam es auch klingt – resultiert durch den technischen Fortschritt. Durch den technischen Fortschritt verändern sich die Möglichkeiten der Behandlung der Menschen. Jeder Patient will von der Möglichkeit der besseren Behandlung profitieren. Doch das kostet Geld. Die Anforderungen der Patienten - oder besser gesagt - die Nachfrage nach verbesserten Gesundheitsleistungen im Gesundheitswesen steigen. Da die Einnahmen jedoch aufgrund der wirtschaftlichen Lage in diesem Land stagnieren, können die erhöhten Ausgaben damit nicht gedeckt werden. Es kommt zu einem Finanzierungsproblem.
Es gibt Unterschiede in den Anforderungen der Patienten oder Versicherten auf gesundheitliche Leistungen. Diese Unterscheidungen hängen von der

---

[10] Vgl. http://www.die-gesundheitsreform.de/solidarisch_versichern/staerken_und_schwaechen/grenzen_des_systems/index.html, Stand 30.10.2006 15:01.

Schichtzugehörigkeit, der Lebensphase und der Geschlechtszugehörigkeit ab. [11]
Eine Voraussetzung für ein besser funktionierendes Gesundheitswesen ist das Erkennen
und das Verständnis für die Probleme im Gesundheitswesen seitens des Patienten.

Das vierte Problem ist, dass Versuche des Staates Qualitätsverbesserung zu erzielen
ineffizient werden, wenn die zur Qualitäts- und Bearbeitungskontrolle eingeführten
Bürokratien überhand nehmen. Die ökonomische Seite dabei wird grenzwertig, wenn
der Nutzen nicht größer ist, als die Kosten für die Bürokratie, die dafür aufgewendet
wird. [12]

1.3   Rechtliche Grundlagen und Aufgaben des Staates

Warum hat das Gesundheitswesen für den Staat eine so große Bedeutung?
Der Staat fungiert als Mittelpunkt der Steuerung des Gesundheitswesens. [13] Dies ist
auch schon im Artikel 20 Absatz 1 Grundgesetz (GG) festgeschrieben: Es wird
beschrieben, dass jeder das Recht auf körperliche Unversehrtheit hat. [14]
Die Steuerung des Gesundheitswesens durch den Staat erfolgt unter anderem durch
finanzielle und rechtliche Grundlagen. Zum   Beispiel setzt der Gesetzgeber
Ausgabegrenzen für Ärzte oder gibt Anreize für wirtschaftlicheres Handeln. [15] Damit
werden   die   Rahmenbedingungen   für   die   Voraussetzungen   der   körperlichen
Unversehrtheit geschaffen.

Der Staat hat, um dies zu gewährleisten, das fünfte Sozialgesetzbuch (SGB V)
geschaffen. In ihm ist die gesetzliche Krankenversicherung (GKV) beschrieben. Sie soll
das   Risiko   der   Krankheit   sozial   absichern.   In   der   Krankenversicherung   als

[11] Vgl. Rosenbrock, R., Gerlinger, T. (2003): Gesundheitspolitik Eine systematische Einführung, in Huber (Hrsg.), 2., vollständig überarbeitete und erweiterte Auflage, Kempten, 2006, S. 19-20.
[12] Vgl. http://www.die-gesundheitsreform.de/solidarisch_versichern/staerken_und_schwaechen/grenzen_des_systems/index.html, Stand 30.10.2006 15:01.
[13] Vgl. Rosenbrock, R., Gerlinger, T. (2003): Gesundheitspolitik Eine systematische Einführung, in Huber (Hrsg.), 2., vollständig überarbeitete und erweiterte Auflage, Kempten, 2006, S. 15.
[14] Vgl. Bundeszentrale für Politische Bildung. (2002): Grundgesetz, in Bundeszentrale für politische Bildung (Hrsg.), hier: Artikel 2 (2) GG, Bonn, 2002, S. 13.
[15] Vgl. Rosenbrock, R., Gerlinger, T. (2003): Gesundheitspolitik Eine systematische Einführung, in Huber (Hrsg.), 2., vollständig überarbeitete und erweiterte Auflage, Kempten, 2006, S. 16.

Solidargemeinschaft soll die Gesundheit der Versicherten erhalten beziehungsweise wiederhergestellt oder zumindest der Gesundheitszustand verbessert werden. [16] In Paragraph 12 Ansatz 1 des 5. Sozialgesetzbuches (§12 (1) SGB V) wird darauf verwiesen, dass diese Behandlungen ausreichend, zweckmäßig und wirtschaftlich sein müssen. Das Maß des Notwendigen darf dabei nicht überschritten werden.

2 Begriffsbestimmung

2.1 Definition des Begriffes Steuerung

Der Begriff Steuerung umfasst die „Beeinflussung eines Vorgangs, um die richtige Arbeitsweise einer Anlage sicherzustellen." [17] Im Gesundheitswesen ist die Steuerung die Beeinflussung der Vorgänge der Krankenkassen, Ärzte und sogar Patienten für eine Optimierung und Ökonomisierung des Gesundheitswesens. Sie soll die Marktfähigkeit sicherstellen und die gesundheitlichen Voraussetzungen gewährleisten.

Dazu werden Leitlinien erstellt. Leitlinien sind systematisch entwickelte Entscheidungsempfehlungen für Ärzte und Patienten. Besonders deutlich wird dies bei evidenzbasierter Medizin, da dort die aktuellen wissenschaftlichen Erkenntnisse sowie die bewährten Verfahren wiedergegeben werden. Diese werden zumeist durch wissenschaftliche und medizinische Fachbereiche erarbeitet und erstellt.[18]

„Leitlinien leisten einen wichtigen Beitrag zur Qualitätssicherung in der medizinischen Versorgung. Eine der wesentlichen Aufgaben des im Zuge der Gesundheitsreform 2004 gegründeten Instituts für Qualität und Wirtschaftlichkeit im Gesundheitswesen (IQWIG) ist die Bewertung von Leitlinien für wichtige Versorgungsbereiche."[19] Dabei soll beachtet werden, dass die individuelle Situation des Einzelfalles des Patienten gesondert Berücksichtigung findet. Daneben wird der Arzt in

---

[16] Vgl. Schmehl, A., Wallrabenstein, A. (2005): Steuerungselemente im Recht des Gesundheitswesen, in Mohr Siebeck (Hrsg.), Band 1: Wettbewerb, Tübingen, 2005, S. 42.
[17] Der Brockhaus, in einem Band, 10. Auflage, (2003), Leipzig, 2003, S. 861.
[18] Vgl. http://www.die-gesundheitsreform.de/glossar/leitlinien.html, Stand 30.10.2006 15:04.
[19] http://www.die-gesundheitsreform.de/glossar/leitlinien.html, Stand 30.10.2006 15:04.

seiner Therapiefreiheit nicht eingeschränkt.[20]

2.2 Definition des Begriffes Gesundheitswesen

„Gesundheit ist mehr als nur die Abwesenheit von Krankheit. Die Weltgesundheitsorganisation (WHO) definiert diese als Zustand des vollkommenen körperlichen, seelischen und sozialen Wohlbefindens.“[21]

Ebenso versteht man unter Gesundheit ein „subjektives Wohlbefinden ohne Zeichen einer körperlichen, geistigen oder seelischen Störung“[22]

Als Gesundheitswesen – oder auch Gesundheitssystem genannt - bezeichnet man die „Gesamtheit des organisierten Handelns als Antwort auf das Auftreten von Krankheit und Behinderung und zur Abwehr gesundheitlicher Gefahren“.[23]

3   Gründe für die Steuerung

Die Gründe einer Steuerung im Gesundheitswesen sind vielseitig. Einerseits wird eine staatliche Förderung und Steuerung für die Stärkung der sozialen Aspekte benötigt, andererseits soll sich der Gesundheitsmarkt durch das Spiel freier Kräfte selbst regeln. Dies ist jedoch in dieser Kombination nicht ganz möglich.

Es gibt viele öffentliche Güter, auf die man angewiesen ist. So bedarf es der öffentlichen Güter, wie beispielsweise Infrastruktur oder Bildung und auch der Gewährleistung innerer und äußerer Sicherheit.[24] „Während die Ökonomie die Marktfähigkeit beim privaten Gut grundsätzlich als gegeben erachtet, so dass nur ausnahmsweise Marktversagen eintritt, werden öffentliche Güter in der Regel nicht ohne staatliche Maßnahmen bereitgestellt.“[25] Die Einmischung des Staates in das

---

[20] Vgl. http://www.die-gesundheitsreform.de/glossar/leitlinien.html, Stand 30.10.2006 15:04.
[21] http://www.kliniken.de/lexikon/Medizin/Gesundheit/Gesundheit.html, Stand 5.11.2006 12:45.
[22] Reuter, P. (2004): Springer Lexikon Medizin, in Springer (Hrsg.), Heidelberg, 2004, S. 786.
[23] Busse, R., Schreyögg, J., Gericke C. (2006): Management im Gesundheitswesen, in Springer (Hrsg.), Heidelberg, 2006, S. 1.
[24] Vgl. Reichel, R. (1998): Aufklärung und Kritik, Schwerpunkt: Liberalismus, Soziale Marktwirtschaft, Sozialstaat und liberale Wirtschaftsordnung, in Gesellschaft für kritische Philosophie Nürnberg, Sonderheft 2 (Hrsg.), Nürnberg, 1998, S. 4.
[25] Schmehl, A., Wallrabenstein, A. (2005): Steuerungselemente im Recht des Gesundheitswesen, in Mohr Siebeck (Hrsg.), Band 1: Wettbewerb, Tübingen, 2005, S. 12.

Gesundheitswesen kann man daher sowohl ökonomisch, als auch humanitär begründen.[26]

3.1 Weiterentwicklung der Qualität der gesundheitlichen Sicherung

Durch den technischen Fortschritt wird die Medizin und auch gleichwohl die Anforderungen an die Medizin größer.

Zum medizinischen Standard wird der allgemein anerkannte Stand der medizinischen Erkenntnisse. Die Erweiterung des gesetzlichen Leistungskataloges erfolgt dann durch die Ermächtigung des Gemeinsamen Bundesausschusses (GBA). Dabei werden Qualität und Wirtschaftlichkeit der einzelnen Leistung ins Augenmerk genommen.[27]

Neue Behandlungsmethoden sind – zumindest anfangs – sehr teuer. Daher steigen mit dem medizinischen Fortschritt auch die Ausgaben des Gesundheitswesens.

Menschen leben länger und daher können sie auch länger behandelt werden. Selbst wenige Tage Intensivstation kosten schon mehrere tausend Euro.

Die folgende Abbildung (Abbildung 2) zeigt die Entwicklung der Leistungsausgaben im deutschen Gesundheitswesen der letzten Jahre. Die Tendenz ist steigend.

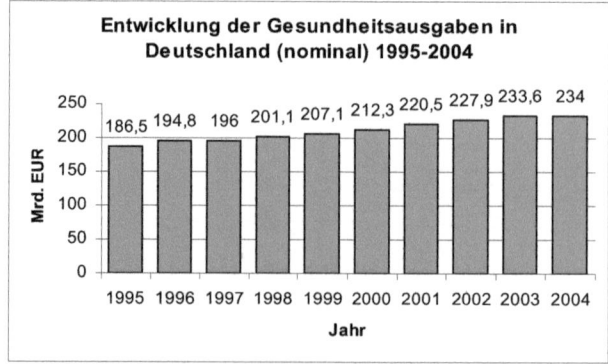

Abbildung 2:
Entwicklung der
Gesundheitsausgaben in
Deutschland

---

[26] Vgl. Reichel, R. (1998): Aufklärung und Kritik, Schwerpunkt: Liberalismus, Soziale Marktwirtschaft, Sozialstaat und liberale Wirtschaftsordnung, in Gesellschaft für kritische Philosophie Nürnberg, Sonderheft 2 (Hrsg.), Nürnberg, 1998, S. 4.
[27] Vgl. Schmehl, A., Wallrabenstein, A. (2005): Steuerungselemente im Recht des Gesundheitswesen, in Mohr Siebeck (Hrsg.), Band 1: Wettbewerb, Tübingen, 2005, S. 46f.

3.2 Unsicherheit und Informationsdefizite

Die Unsicherheit der Patienten führt zu einer vermehrten Inanspruchnahme von Ärzten. Dadurch, dass die Patienten die Meinungen verschiedener Ärzte hören, denken sie damit Ihre Unsicherheit reduzieren zu können. Es kommt zu Doppeluntersuchungen. Aber was ist, wenn ein neuer Arzt aufgrund beispielsweise einer neuen Schulung gerade etwas Neues gelernt hat? Der Patient ist verunsichert, da er von zwei verschiedenen Ärzten unterschiedliche Informationen erhalten hat.

„Gesundheitsrelevanten Entscheidungen liegen in hohem Maße ungewisse Informationen zugrunde."[28]

Durch ein hohes Maß an Komplexität der Informationen ist es ferner menschlich wie technisch schier unmöglich alle Informationen subjektiv zu verarbeiten, weil sich die Informationen ständig ändern. Ebenso besteht keine vollständige Transparenz der Daten, d.h. dass zum Beispiel einem als Patient nicht alle aktuellen Informationen über Erkrankungen vorliegen können, die einem Arzt zur Verfügung stehen. Ebenso besteht ein hohes Maß an Unsicherheit über die Bevölkerungsentwicklung, der Einkommensstruktur und der wirtschaftlichen Entwicklungen.[29]

3.3 Demographie sorgt für Kostendenken

Abbildung 3: Demographie

Auf der rechten Abbildung (Abbildung 3) sieht man die Demographie Deutschlands. Es ist zu erkennen, dass die Bevölkerung derzeit zum großen Teil aus Beitragszahlern besteht. In wenigen Jahren jedoch, wird sich der Anteil der Leistungsempfänger weiter nach oben verschieben. Gleichwohl gibt es weniger Beitragszahler. Die Menschen werden älter. Sie sorgen somit nicht für Einnahmen, sondern für

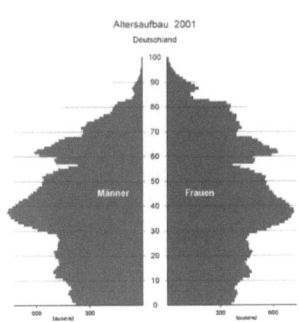

[28] Schmehl, A., Wallrabenstein, A. (2005): Steuerungselemente im Recht des Gesundheitswesen, in Mohr Siebeck (Hrsg.), Band 1: Wettbewerb, Tübingen, 2005, S. 28.
[29] Vgl. Schmehl, A., Wallrabenstein, A. (2005): Steuerungselemente im Recht des Gesundheitswesen, in Mohr Siebeck (Hrsg.), Band 1: Wettbewerb, Tübingen, 2005, S. 21, 32f.

Ausgaben, denn ältere Mensche weisen eine weit höhere Krankheitshäufigkeit auf als junge Menschen. [30]

3.4 Leistungsansprüche der Versicherten aufgrund des Moral hazard

Seit Jahren besteht im Schadensfall eine fast vollständige Übernahme von Kosten. Daraus folgte eine Mentalität im Sinne einer „Vollkaskoversicherung", oder auch „Freifahrer-Mentalität" genannt, bei bestehender vernachlässigter Eigenvorsorge. Frei nach dem Motto: je teurer und mehr, umso besser! [31]

In der gesetzlichen Krankenversicherung besteht das Naturalleistungsprinzip. [32] Man nimmt Leistungen in Anspruch, ohne zu wissen, was diese Leistungen die Solidargemeinschaft gekostet hat.

„Wo andere ein Gut kostenlos bereitstellen, sinkt die Bereitschaft eines eigenen finanziellen Beitrags." [33]

Die mangelnde Eigenvorsorge aufgrund vollständiger Übernahme von Kosten im Schadensfall besteht schon seit Jahren. Für das Individuum werden daher die Gesundheitsleistungen häufig als freies und nicht als knappes Gut verstanden und auch so behandelt. Dort wo ein Gut kostenlos zur Verfügung steht, sinkt zwangsläufig die Bereitschaft eines eigenen finanziellen Beitrages. Eine einzige Ausnahme stellen die gesetzlichen Zuzahlungen dar.[34]

Moral hazard beschreibt also „das moralische Fehlverhalten der Versicherten und ihrer behandelnden Ärzte bzw. Therapeuten, das zu einer höheren Inanspruchnahme als eigentlich notwendig führt und somit die Leistungsausgaben der Versicherungen künstlich in die Höhe treibt." [35]

---

[30] Vgl. Rosenbrock, R., Gerlinger, T. (2003): Gesundheitspolitik Eine systematische Einführung, in Huber (Hrsg.), 2., vollständig überarbeitete und erweiterte Auflage, Kempten, 2006, S. 41.
[31] Vgl. Schmehl, A., Wallrabenstein, A. (2005): Steuerungselemente im Recht des Gesundheitswesen, in Mohr Siebeck (Hrsg.), Band 1: Wettbewerb, Tübingen, 2005, S. 26f.
[32] Vgl. Schmehl, A., Wallrabenstein, A. (2005): Steuerungselemente im Recht des Gesundheitswesen, in Mohr Siebeck (Hrsg.), Band 1: Wettbewerb, Tübingen, 2005, S. 45.
[33] Schmehl, A., Wallrabenstein, A. (2005): Steuerungselemente im Recht des Gesundheitswesen, in Mohr Siebeck (Hrsg.), Band 1: Wettbewerb, Tübingen, 2005, S. 26.
[34] Vgl. Schmehl, A., Wallrabenstein, A. (2005): Steuerungselemente im Recht des Gesundheitswesen, in Mohr Siebeck (Hrsg.), Band 1: Wettbewerb, Tübingen, 2005, S. 21, 24-26.
[35] Busse, R., Schreyögg, J., Gericke C. (2006): Management im Gesundheitswesen, in Springer (Hrsg.), Heidelberg, 2006, S. 34.

3.5 Änderungen der Schwerpunkte der Erkrankungen

„Die größte Herausforderung für das Gesundheitssystem liegt in der Alterung der Gesellschaft. Nicht allein Krebserkrankungen, sondern auch Leiden wie Diabetes mellitus, Osteoporose, Schlaganfall und Demenz nehmen mit steigendem Lebensalter zu. Durch den demographischen Wandel relativieren sich daher auch die insgesamt positiven Gesundheitstrends der letzten Jahre. So können die Deutschen zwar mit einem langen – und über lange Zeit in Gesundheit verbrachten – Leben rechnen. Gleichzeitig aber werden zukünftig immer mehr ältere Menschen mit chronischen Krankheiten eine gute Behandlung und Pflege benötigen." [36]

Somit wächst aber auch der Bedarf an professionalisierten Versorgungssystemen, um die Qualität der einzelnen Leistungen zu verbessern und wirtschaftlicher zu gestalten. Ist dies erreicht werden damit Über-, Unter- und Fehlversorgung im deutschen Gesundheitswesen reduziert. [37]

Die Abbildung 4 zeigt eine Übersicht über die Schwerpunkte der Erkrankungen in Deutschland. Darin wird ersichtlich, dass die chronischen Erkrankungen einen großen Bestandteil der Krankheitskosten ausmachen. Somit kann man die Bekämpfung und Reduzierung der chronischen Erkrankungen als wichtigen Bestandteil der Ursachenbekämpfung der Kostensteigerung ansehen.

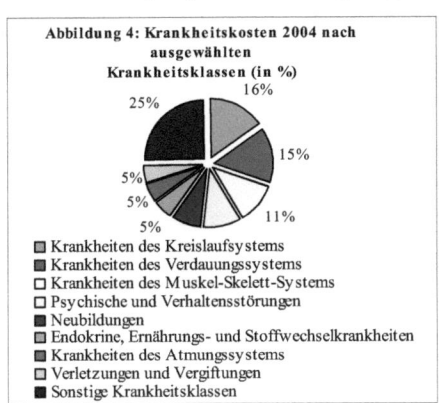

Abbildung 4: Krankheitskosten 2004 nach ausgewählten Krankheitsklassen (in %)

- Krankheiten des Kreislaufsystems
- Krankheiten des Verdauungssystems
- Krankheiten des Muskel-Skelett-Systems
- Psychische und Verhaltensstörungen
- Neubildungen
- Endokrine, Ernährungs- und Stoffwechselkrankheiten
- Krankheiten des Atmungssystems
- Verletzungen und Vergiftungen
- Sonstige Krankheitsklassen

---

[36] o.V. (2006):Wege der Sozialversicherung, 60. Jahrgang, Asgard Verlag in Sankt Augustin, 2006, S. 316.
[37] Vgl. Rosenbrock, R., Gerlinger, T. (2003): Gesundheitspolitik Eine systematische Einführung, in Huber (Hrsg.), 2., vollständig überarbeitete und erweiterte Auflage, Kempten, 2006, S. 46f.

4 Steuerungselemente

4.1 Budgetierung in der ambulanten Behandlung

4.1.1 Definition und Ziele der Budgetierung

Für die Vertragsleistungen des Arztes leisten die gesetzlichen Krankenkassen eine Gesamtvergütung an die Kassenärztliche Vereinigung (KV). Die Kassenärztlichen Vereinigungen wurden 1931 als öffentlich- rechtliche Instanzen zur Vertretung der niedergelassenen Vertragsärzte eingerichtet; unter anderem schließen diese Kollektivverträge für die Ärzte mit den Krankenkassen ab.[38] An den behandelnden Arzt erfolgt keine direkte Zahlung für jede Leistung des Arztes von den Krankenkassen. Diese Gesamtvergütung wird auch Honorarbudget genannt. Die Gesamtvergütung beinhaltet das Ausgabevolumen, das für die zu vergütenden vertragsärztlichen Leistungen im entsprechenden Bereich (der Region) dazu zur Verfügung steht. Die Höhe dieser Gesamtvergütung wird zwischen der jeweiligen Kassenärztlichen Vereinigung und dem zuständigen Krankenkassenverband vorab festgelegt. [39]

Über einen festgelegten Verteilungsschlüssel gibt die Kassenärztliche Vereinigung die Gesamtvergütung an ihre Mitglieder, also den regionalen Vertragsärzten, weiter. Die Grundlage für diesen Verteilungsschlüssel erfolgt aufgrund von Punkten. Diese Punkte werden vorab für einzelne Leistungen festgesetzt. Die Festsetzung erfolgt auf Bundesebene durch die Kassenärztliche Bundesvereinigung (KBV) und den Spitzenverbänden der Krankenkassen.[40]

Die Kassenärztliche Vereinigung legt nach Ablauf eines Quartals ein Punktwert fest. Dieser Punktwert wird mit von den Vertragsärztinnen und -ärzten gesammelten Punkten multipliziert. Das Ergebnis bildet das Honorar. [41]

---

[38] Vgl. Rosenbrock, R., Gerlinger, T. (2003): Gesundheitspolitik Eine systematische Einführung, in Huber (Hrsg.), 2., vollständig überarbeitete und erweiterte Auflage, Kempten, 2006, S. 36.
[39] Vgl. http://www.die-gesundheitsreform.de/glossar/aerztliche_verguetung.html, Stand 30.10.2006 15:06.
[40] Vgl. http://www.die-gesundheitsreform.de/glossar/aerztliche_verguetung.html, Stand 30.10.2006 15:06.
[41] Vgl. http://www.die-gesundheitsreform.de/glossar/aerztliche_verguetung.html, Stand 30.10.2006 15:06.

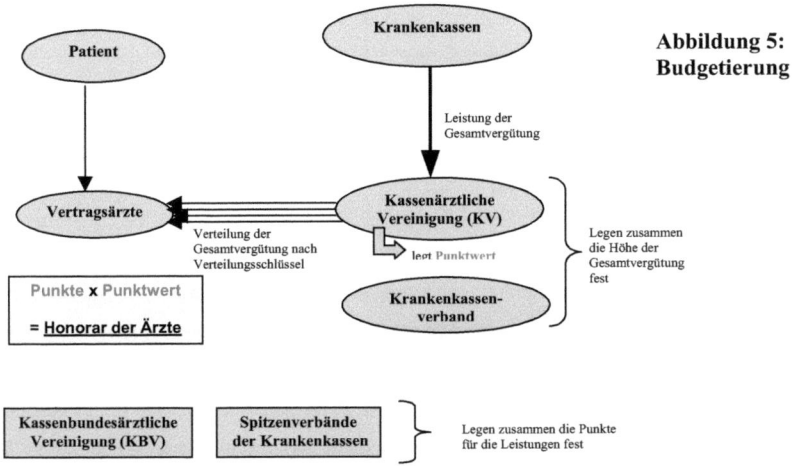

**Abbildung 5:
Budgetierung**

Zu diesem Honorar kommen noch weitere Einnahmen aus Vereinbarungen zwischen den Krankenkassen und den Ärzten beziehungsweise Kassenärztlichen Vereinigungen, zum Beispiel aus Hausarztmodellen oder strukturierten Behandlungsprogrammen.

Ärzte können überdies Ihre Einnahmen durch private Leistungen aufstocken, wie zum Beispiel Wunschleistungen des Versicherten oder sonstige Leistungen, die nicht im Leistungskatalog der gesetzlichen Krankenversicherung enthalten sind.

4.1.2   Vorteile der Budgetierung

Durch die Budgetierung sollen die vertragsärztlichen Leistungen angemessen vergütet werden. Ebenso soll die Budgetierung für mehr Kalkulierbarkeit [42] für die Ärztinnen und Ärzte sorgen.
Außerdem wird dahingehend gesteuert, dass das Risiko von Ausgabensteigerung wegen häufigen Erkrankungen mehr Berücksichtigung findet.[43]

Die Budgetierung soll verhindern, dass einige Ärzte viel mehr abrechnen als andere Ärzte. Somit kommt es zu einer „gerechten" Verteilung der Gesamtvergütung an die

---

[42] Vgl. http://www.die-gesundheitsreform.de/glossar/aerztliche_verguetung.html, Stand 30.10.2006 15:06.
[43] Vgl. http://www.die-gesundheitsreform.de/glossar/aerztliche_verguetung.html, Stand 30.10.2006 15:06.

Ärzte. Ferner behalten die Ärzte ihre Kosten dadurch mehr im Auge. [44] Somit erzeugt die Budgetierung eine Ausgabenobergrenze. [45]

4.1.3 Nachteile der Budgetierung

Aber es gibt auch Nachteile durch die Budgetierung.

Ein Arzt, dessen Budget am Ende des Quartals ausgeschöpft ist, wird schwerer zu überreden sein oder ist zumindest gehemmt, dem Patienten weitere Arzneimittel zu verschreiben, wenn er daran nichts mehr verdienen kann. Es entsteht die Gefahr, dass dem Patienten die erforderlichen Leistungen vorenthalten werden. [46] Dann besteht ein Gewissenskonflikt der Ärzte zwischen der Wirtschaftlichkeit der eigenen Praxis und der Gesundheit der Patienten. Die Ärzte werden dann zwangsläufig nur dringende Fälle oder Notfallpatienten behandeln ohne dafür entsprechend entlohnt zu werden oder sie verschieben die notwendigen Behandlungen auf die darauf folgende Abrechnungseinheit.

Das Ausmaß geht sogar soweit, dass viele Praxen schließen müssen, weil die Zahlungen der Krankenkassen kaum noch die laufenden Kosten der niedergelassenen Ärzte decken können. [47]

Viele Arztpraxen versuchen durch das Geld, was sie durch die Begrenzung - also der Budgetierung – nicht erwirtschaften können, durch sonstige Zusatzleistungen wieder rein zu bekommen, also eine Art Aufstockung ihrer Einnahmen. [48] Dabei bieten sie vor allem so genannte IGEL-Leistungen an. [49] IGEL steht für individuelle Gesundheitsleistungen. Diese individuellen Gesundheitsleistungen sind nicht in den

---

[44] Vgl. http://www.zdf.de/ZDFde/inhalt/9/0,1872,3932105,00.html, Stand 06.11.2006 13:58.
[45] Vgl. Rosenbrock, R., Gerlinger, T. (2003): Gesundheitspolitik Eine systematische Einführung, in Huber (Hrsg.), 2., vollständig überarbeitete und erweiterte Auflage, Kempten, 2006, S. 277.
[46] Vgl. Rosenbrock, R., Gerlinger, T. (2003): Gesundheitspolitik Eine systematische Einführung, in Huber (Hrsg.), 2., vollständig überarbeitete und erweiterte Auflage, Kempten, 2006, S. 19.
[47] Vgl. http://www.zdf.de/ZDFde/inhalt/9/0,1872,3932105,00.html, Stand 06.11.2006 13:58.
[48] Vgl. Rosenbrock, R., Gerlinger, T. (2003): Gesundheitspolitik Eine systematische Einführung, in Huber (Hrsg.), 2., vollständig überarbeitete und erweiterte Auflage, Kempten, 2006, S. 278.
[49] Vgl. http://www.zdf.de/ZDFde/inhalt/9/0,1872,3932105,00.html, Stand 06.11.2006 13:58.

Leistungskatalog der gesetzlichen Krankenversicherung aufgenommen, weil es entsprechende preisgünstige Behandlungsalternativen für diese gibt, oder deren Nutzen nicht wissenschaftlich erwiesen ist.

4.2 DMP

4.2.1 Was sind Disease Management Programme?

„Fast 20 Prozent der Bundesbürger, so lauten Schätzungen, sind chronisch krank. Sie leiden zum Beispiel an Diabetes mellitus, koronarer Herzkrankheit, Asthma bronchiale oder chronisch obstruktiven Lungenerkrankungen.“ [50]

In Disease Management Programmen (oder auch kurz DMP genannt), das sind strukturierte Behandlungsprogramme für chronisch Kranke, werden den Versicherten besondere und optimierte medizinische Versorgungen gewährleistet. Dabei sind sie an hohe Qualitätsanforderungen geknüpft.

Die Versicherte bzw. Patienten können sich in diesen Programmen bei einem der teilnehmenden Ärzten oder Therapeuten einschreiben. Daraufhin wird eine auf den Patienten und seine entsprechende Erkrankung nach den individuellen Bedürfnissen ermittelten Behandlungsverlauf erstellt. Ebenso wird der Patient vom behandelnden Arzt ausführlich über seine Erkrankung informiert. So lernt er mit seiner Krankheit richtig umzugehen und zur Verbesserung des Gesundheitszustandes aktiv mitzuwirken.

Die Weiterbehandlung erfolgt dann in Absprache zwischen dem Behandler und seinem Patienten. Dieser wird über sein Krankheitsbild regelmäßig in Kenntnis gesetzt. Durch diesen Ablauf und durch parallel laufende Schulungen der Patienten durch den Behandler lernen diese, wie sie am Besten mit Ihrer Krankheit umgehen, welche Medikamente sie wie zu dosieren haben, und weitere wichtige Informationen, die der Verschlechterung des Gesundheitszustandes entgegenwirken. Denn nur wenn frühzeitig der Anleitung für einen gesünderen Lebensstil gefolgt wird, kann ein Notfall und somit auch das Risiko von Folgeschäden vermieden werden.

---

[50] http://www.die-gesundheitsreform.de/glossar/strukturierte_behandlungsprogramme.html, Stand 30.10.2006 15:08.

Wenn die Versorgung bei mehreren Leistungsanbietern durchgeführt wird, koordiniert diese der behandelnde Arzt. Die Behandlungsmethoden wurden vorab durch Studien auf deren Sicherheit, den Nutzen und die Wirksamkeit überprüft. [51]

4.2.2   Vorteile von Disease Management Programmen

Es gibt also eine Vielzahl an Vorteilen für den Teilnehmer an diesen strukturierten Behandlungsprogrammen. Weiter Vorteile sind:

Der Patient bekommt durch die strukturierten Behandlungsprogramme die Möglichkeit, sein Wissen über die Erkrankung zu erweitern und gleichwohl die Chance die Kompetenzen zu erlangen, mit denen er mit der Krankheit besser umgehen kann. So wirkt er aktiv mit seine Lebensqualität zu verbessern. [52]

Nicht nur die Lebensqualität, sondern auch die Behandlungsqualität wird verbessert. Dies erfolgt durch eine langfristige und wirtschaftliche Versorgung.

Seit dem Jahr 2004 haben die Krankenkassen durch die Gesundheitsreform die Möglichkeit erhalten, für den Patienten auch anderweitige Anreize zu schaffen, an diesen Programmen teilzunehmen. Krankenkassen können in ihrer Satzung beschließen, dass es für die Teilnahme an den Disease Management Programmen für die Patienten ein finanzieller Bonus gibt. Dies kann zum Beispiel in Form von Befreiungen bzw. Ermäßigungen von Zuzahlungen oder der Praxisgebühr sein, evtl. sogar auch eine Beitragsreduzierung. [53]

„Die Patienten können sich darauf verlassen, die für ihre Krankheit beste Behandlung von ausgewiesenen Spezialisten zu erhalten. Die Patienten sind in einen strukturierten Behandlungsablauf eingebunden, sie müssen sich also nicht selbst auf die Suche nach geeigneten Fachärzten, Kliniken oder anderen Therapeuten begeben.

---

[51] Vgl. http://www.die-gesundheitsreform.de/themen_az/fragen_antworten/chronikerprogramme/strukturierte_behandlungsprogr amme.html, Stand 25.10.2006 15:47.

[52] Vgl. http://www.die-gesundheitsreform.de/glossar/strukturierte_behandlungsprogramme.html, Stand 30.10.2006 15:08.

[53] Vgl. http://www.die-gesundheitsreform.de/glossar/strukturierte_behandlungsprogramme.html, Stand 30.10.2006 15:08.

Im Rahmen der strukturierten Behandlungsprogramme werden alle wichtigen Aspekte der Krankheit berücksichtigt".[54]

Zum Beispiel bekommen Teilnehmer an den strukturierten Behandlungsprogrammen bei Diabetes durch Schulungen das notwendige Wissen um den Ungang mit ihrer Krankheit vermittelt oder erfahren eine besondere auf ihre Krankheit abgestimmte Betreuung.[55]

Durch Disease Management Programme soll die Lebensqualität der Patienten gesteigert werden. Dies wird deutlich beispielsweise bei Diabetikern, bei denen die Fußschäden und Augenhintergrundschäden zurückgehen oder die Blutwerte gebessert sind.[56]

Es gibt auch Vorteile für die Solidargemeinschaft:
Ein großer Teil der Kosten für chronisch Kranke entsteht durch Komplikationen und die damit verbundenen Krankenhausaufenthalte.[57] Durch Disease Management Programme wird besonders in Deutschland ein Augenmerk darauf gehalten, diese Komplikationen zu vermeiden.
Als positiver Nebeneffekt ist sicherlich das gewaltige Einsparpotenzial anzuerkennen.

4.2.3   Nachteile von Disease Management Programmen

Nur wenige Patienten sind erfreut darüber, dass sie so viele Informationsmaterialien lesen müssen und Formulare ausfüllen müssen. Daher nimmt die Anzahl der an diesen Programmen eingeschriebenen Patienten nur langsam zu.

---

[54] http://www.die-gesundheitsreform.de/themen_az/fragen_antworten/chronikerprogramme/vorteile_behandlungsprogramme.html, Stand 25.10.2006 15:18.
[55] Vgl. http://www.die-gesundheitsreform.de/themen_az/fragen_antworten/chronikerprogramme/vorteile_behandlungsprogramme.html, Stand 25.10.2006 15:18.
[56] Vgl. http://www.die-gesundheitsreform.de/presse/fachveranstaltungen/dmp_tag/dmptag_beitrag_sawicki.html, Stand 03.11.2006 15:58.
[57] Vgl. http://www.die-gesundheitsreform.de/presse/fachveranstaltungen/dmp_tag/dmptag_beitrag_lauterbach.htm, Stand 03.11.2006 16:07.

Da jeder Patient ohne Fristen aus diesen Programmen austreten kann, gibt es keine wirklichen Nachteile des Programms für den Patienten.

Als Nachteil für die Solidargemeinschaft ist zu berücksichtigen, dass die Einführung der DMP zu - zumindest anfangs - zusätzlichen Ausgaben, sowohl bei den Verwaltungskosten, als auch bei den Leistungsausgaben gesorgt hat. Dies liegt daran, dass die Ärzte für diese Behandlungsprogramme eine höhere Vergütung erhalten.

Ebenso besteht die Gefahr, dass Krankenkassen durch Ausgleichszahlungen, die sie für jeden bei ihnen eingeschriebenen Versicherten von den anderen Krankenkassen erhalten, versuchen, ihre wirtschaftlichen Verhältnisse dadurch zu verbessern. Hintergrund ist der, dass der Gesetzgeber als Anreiz für die Krankenkassen den Versicherern (also den Krankenkassen selbst) für jeden, der an einem DMP teilnimmt einen gewissen Betrag aus dem Risikostrukturausgleich erhält.

Der Risikostrukturausgleich (RSA) ist sozusagen vereinfacht dargestellt ein Topf, der an Krankenkassen Geld zahlt, die eine ungünstige Versichertenstruktur haben, also die sehr viele chronisch Kranke und alte Versicherte besitzen.

4.3   DRG / Fallpauschalen

Der Anteil der Leistungsausgaben im Krankenhaussektor ist erheblich. Das zeigt schon die Graphik auf der rechten Seite. Circa 34% der derzeitigen Ausgaben in der gesetzlichen Krankenversicherung entstehen in dem Krankenhaussektor.

Da die Krankenhausausgaben einen so hohen Anteil an den Leistungsausgaben der

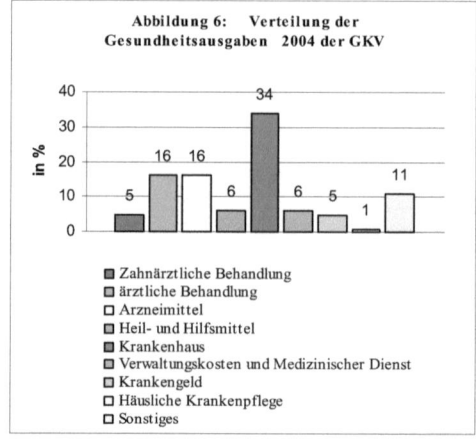

Abbildung 6:   Verteilung der Gesundheitsausgaben 2004 der GKV

gesetzlichen Krankenversicherung darstellen, hat der Gesetzgeber im Jahr 2000 für Deutschland ein neues Abrechnungssystem eingeführt, das so genannte DRG.

4.3.1 Was sind DRGs?

DRG steht für „diagnosis related groups". Dies sind „diagnosenbezogene Fallgruppen". Sie sind die Grundlage für ein Vergütungssystem von Krankenhausleistungen, das Behandlungsfälle nach pauschalen Preisen vergütet. Diese Preise hängen wiederum von der Diagnose, dem Schweregrad der Erkrankung, den Komplikationen und dem Alter der Patienten ab. Falls es dazu kommen sollte, dass ein Patient nicht so liegen sollte wie kalkuliert, werden Zu- bzw. Abschläge für Über- oder Unterschreitung der Grenzverweildauer (angesetzte Liegezeiten) berücksichtigt. [58]

DRGs sind seit dem Jahr 2004 für alle Krankenhäuser bindend. Sie wurden jedoch bereits seit 2003 in einigen Krankenhäusern verwendet. Das deutsche DRG-System beruht auf dem australischen, da dies am ehesten als geeignet erschien. Um diese Fallpauschalen auch regelmäßig zu nach deren Werten und Zuordnungen zu überprüfen und zu pflegen, wurde in Deutschland das „Institut für das Entgeltsystem im Krankenhaus", auch InEK genannt, eingeführt. Es arbeitet kontinuierlich an der Erarbeitung des Fallpauschalenkatalogs. [59]

Derzeit können rund 70 Prozent der Leistungen als Fallpauschalen abgerechnet werden und dies mit steigender Tendenz. Es werden also aktuell noch circa 30 Prozent als Einzelleistungen vergütet. Im Jahr 2009 soll das Verfahren abgeschlossen sein, sodass alle möglichen Fallkonstellationen durch ein DRG abgedeckt sein werden. Es gibt aber auch Ausnahmen: psychiatrische, psychosomatische, wie auch psychotherapeutische Krankenhäuser bzw. Kliniken werden weiterhin mit Tagessätzen abrechnen.[60]

---

[58] Vgl. http://www.die-gesundheitsreform.de/glossar/fallpauschalen.html, Stand 25.10.2006 15:33.
[59] Vgl. Busse, R., Schreyögg, J., Gericke C. (2006): Management im Gesundheitswesen, in Springer (Hrsg.), Heidelberg, 2006, S. 61-65.
[60] Vgl. http://www.die-gesundheitsreform.de/glossar/fallpauschalen.html, Stand 25.10.2006 15:33.

4.3.1 Vorteile von DRGs

Für Krankenhäuser gab es bis einschließlich dem Jahr 2003 nur wenig Anreiz die Patienten möglichst effizient zu behandeln, da für die stationäre Betreuung Tagessätze gezahlt wurden. Somit kam es zu einer relativ langen durchschnittlichen Verweildauer der Patienten im Krankenhaus und zu unnötig hohen Kosten im Gesundheitswesen. .[61]

Als Vorteil der pauschalierten Vergütung ist der vermehrte Anreiz für die Krankenhäuser zu sehen, ständig an der Verbesserung zu arbeiten, um dadurch Kostenvorteile zu erzielen. Ebenso die Transparenz über die Art und die Anzahl der erbrachten Leistungen und der damit verbundenen Leistungsschwerpunkte der stationären Krankenhausbehandlungen werden dadurch gestärkt. Es kommt dadurch zu einer Verbesserung der Versorgungsqualität.[62] Durch die Errichtung von DRGs nimmt somit der Wettbewerb zu, die Qualität wird gesteigert und die Kosten werden gesenkt.[63]

„Das Budget wird nicht mehr anhand von Kosten verhandelt, sondern leistungsorientiert über die Art und Menge der voraussichtlich zu erbringenden vollstationären Leistungen."[64]

4.3.2 Nachteile von DRGs

„Muss ein Patient länger behandelt werden als den Kalkulationen zu Grunde gelegt wurde (Überschreitung der oberen Grenzverweildauer), wird für jeden zusätzlichen Tag ein Zuschlag gezahlt. Auf der anderen Seite muss das Krankenhaus bei sehr kurzen Aufenthalten der Patienten mit Abschlägen rechnen. Diese Maßnahme trägt auch dazu bei, dass Patienten nicht zu früh entlassen und dadurch nur unzureichend versorgt werden."[65]

---

[61] Vgl. http://www.die-gesundheitsreform.de/glossar/fallpauschalen.html, Stand 25.10.2006 15:33.
[62] Vgl. http://www.die-gesundheitsreform.de/glossar/fallpauschalen.html, Stand 25.10.2006 15:33.
[63] Vgl. Schmehl, A., Wallrabenstein, A. (2005): Steuerungselemente im Recht des Gesundheitswesen, in Mohr Siebeck (Hrsg.), Band 1: Wettbewerb, Tübingen, 2005, S. 20.
[64] Lauterbach, K.W., Stock, S., Brunner, H. (2006): Gesundheitsökonomie, in Huber (Hrsg.), 1. Auflage, Bern, 2006, S. 159.
[65] http://www.die-gesundheitsreform.de/glossar/fallpauschalen.html, Stand 25.10.2006 15:33.

4.4 Evidenzbasierte Medizin

4.4.1 Was ist evidenzbasierte Medizin?

Man ist krank und geht zum Arzt. Dieser untersucht einen in der Regel nach bestem Wissen und nach seinen medizinischen Erfahrungen. Er beurteilt das Ergebnis und macht Vorschläge über die weitere Behandlung bzw. der Therapie.

Ob diese Entscheidung jedoch nach dem aktuellsten medizinischen Wissensstand basiert ist nicht klar. Eventuell verschreibt der Arzt ein Medikament, welches noch nicht ausführlich auf seine Wirksamkeit geprüft worden ist.

Da jeder Patient jedoch ein Anrecht auf die bestmögliche medizinische Versorgung haben sollte, wurde die evidenzbasierte Medizin eingeführt.

Die Evidenz ist laut Definition die „innerliche Gewissheit der Gültigkeit einer Erkenntnis."[66]

Die evidenzbasierte Medizin soll dien Patienten und den Ärzten mehr Sicherheit geben. „Evidenzbasierte Medizin hat zum Ziel, die ärztlichen Entscheidungsgrundlagen zu verbessern und die Qualität bei Diagnose und Therapie zu erhöhen. In der Praxis soll dies durch eine bessere Verzahnung von ärztlich-klinischer Erfahrung einerseits und dem bestmöglichen Einsatz medizinischen Forschungswissens andererseits erfolgen."[67]

Laut Definition ist sie „die rationale und konsequente Nutzung der Ergebnisse guter klinischer Studien bei Entscheidungen zur medizinischen Versorgung einzelner Patienten oder von Patientengruppen. Zur Umsetzung des Konzepts werden Leitlinien entwickelt."[68] „Leitlinien für gesundheitsbezogene Maßnahmen sind systematisch

---

[66] Der Brockhaus, in einem Band, 10. Auflage, (2003), Leipzig, 2003, S. 257.
[67] http://www.die-gesundheitsreform.de/glossar/evidenzbasierte_medizin.html, Stand 25.10.2006 15:21.
[68] Lauterbach, K.W., Stock, S., Brunner, H. (2006): Gesundheitsökonomie, in Huber (Hrsg.), 1. Auflage, Bern, 2006, S. 301.

weiterentwickelte Empfehlungen als Grundlage gemeinsamer Entscheidungen von Arzt und Patient für die im Einzelfall beste medizinische Versorgung."[69]

4.4.2 Vorteile der evidenzbasierten Medizin

Durch die evidenzbasierte Medizin wird die Qualität der medizinischen Versorgung erhöht und diese dann sichergestellt. Aufgrund wissenschaftlicher Untersuchungen wird die Wirksamkeit von Arzneimitteln beziehungsweise Therapieformen nachgewiesen. Dabei wird insbesondere auf methodische Studien zurückgegriffen, die die Wirksamkeit ausgiebig untersucht haben.[70]

4.4.3 Nachteile von evidenzbasierter Medizin

Als Nachteile der evidenzbasierten Medizin kann man zum Beispiel die Objektivität der Studien anzweifeln, da zum Beispiel bei Arzneimitteln die Unvoreingenommenheit der Studien nicht immer gegeben sein muss. So kann es sein, dass Lobbyisten der Pharmaindustrie an den Studien teilgenommen haben und somit das Ergebnis zu deren Vorteil abgeändert haben.

Ein weiterer Nachteil kann auch sein, dass die Patienten mit der Behandlung z.B. aufgrund eigener voreingenommener Meinungen – in ihrem Einzelfall - nicht nach der evidenzbasierten Medizin behandelt werden wollen. Dies muss dann mit dem entsprechenden Behandler abgesprochen werden. Es können nämlich finanzielle Gründe vorliegen, warum die Leitlinien die Therapie bzw. Behandlung abweichend zu der gewünschten Behandlung eingestuft haben.[71]

---

[69] Lauterbach, K.W., Stock, S., Brunner, H. (2006): Gesundheitsökonomie, in Huber (Hrsg.), 1. Auflage, Bern, 2006, S. 301.
[70] Vgl. http://www.die-gesundheitsreform.de/glossar/evidenzbasierte_medizin.html, Stand 25.10.2006 15:21.
[71] Vgl. Schmehl, A., Wallrabenstein, A. (2005): Steuerungselemente im Recht des Gesundheitswesen, in Mohr Siebeck (Hrsg.), Band 1: Wettbewerb, Tübingen, 2005, S. 248.

4.5   Prävention

4.5.1   Wie definiert man Prävention?

Prävention ist im gesundheitlichen Sinne „Vorbeugung, Verhütung". [72]
Jeder kennt es. Man geht beispielsweise an Sylvester feiern und hat am nächsten Tag eine Lungenentzündung. Der Grund: man hat sich nicht warm genug angezogen. Man hätte jedoch sich mit einem Schal oder mit einer dicken Winterjacke die Lungenentzündung ersparen können. Schon an diesem Beispiel erkennt man, dass Prävention gar nicht so schwer fallen muss.

Der Gesetzgeber hat den Paragraphen 20 des fünften Sozialgesetzbuch (§20 SGB V) eingeführt. In diesem Paragraphen ist die gesetzliche Möglichkeit der Krankenkasse beschrieben, wie man Gesundheitsvorsorge und die Verhütung von Krankheiten der Versicherten fördern kann.

4.5.2   Was verspricht man sich von der Prävention?

Durch präventive Maßnahmen, wie in dem oben genannten Beispiel erkennt man, dass man nicht viel machen muss, um eine schwere Erkrankung abwenden zu können. So gibt es zum Beispiel eine Menge an Präventionsangeboten, die den Körper und Geist stärken und somit den Aufbau von Abwehrkräften steigern soll. Wenn man z.B. eine Bürotätigkeit ausübt und abends Rückenbeschwerden hat, ist es schon fast zu spät für eine Präventionsmaßnahme.   Man macht eine Rückenschule, um den Schmerzen vorzubeugen. Oder man macht eine Ernährungsberatung und der Partner sowie die Kinder danken einem mit einem gestärkten Immunsystem. Das alles sind Ansätze, die auch dem gesamten Gesundheitswesen helfen.

Allein durch beste medizinische Leistungen wird die Gesundheit nicht gewährleistet. Nur durch Eigeninitiative und verantwortliches Handeln für die eigene Gesundheit bleibt man gesund. Durch ein neues Selbstverständnis der Versicherten für Prävention und Vorsorge kann erreicht werden, dass die regelmäßige Teilnahme an Früherkennungsuntersuchungen und Präventionsmaßnahmen durchgeführt werden.

---

[72] Der Brockhaus, in einem Band, 10. Auflage, (2003), Leipzig, 2003, S. 704.

Sie sind zum einen günstiger als Akutbehandlungen durch den Arzt und zum anderen sorgt man dafür, dass es erst gar nicht zu den Schmerzen kommt.

Dadurch bleiben viele Kosten dem System erspart und man selbst hat ein gesünderes Leben.

Seit der Gesundheitsreform im Jahr 2004 wird dieses gesundheitsbewusste Verhalten systematisch gefördert. Gesetzliche Krankenkassen haben seitdem die Möglichkeit ihren Versicherten, die sich für ihre Gesundheit engagieren, mit finanziellen Anreizen, wie zum Beispiel einem Bonus, zu belohnen. Somit werden mittelfristig durch gesundheitsbewusstes Versicherte Kosten im Gesundheitswesen, die man für andere Leistungen nutzen kann. Versicherte übernehmen eine aktive Rolle in der Gesundheitsförderung und werden zum mitbestimmenden Partner im Behandlungsverlauf.[73]

Auch im Arbeits- und Gesundheitsschutz ist die Prävention wieder zu finden. Schon durch Regeln zu Arbeitszeiten, Reduzierungen von Fehlbelastungen, wie falsche Rückenhaltung am Arbeitsplatz, sowie zur Reduzierung von Belastungen in der Arbeitsumwelt, wie zum Beispiel die Belastung der schlechten Luft in Kohlebergwerken, werden unnötige und kostspielige Folgen vermieden.[74]

4.5.3   Was für Anreize gibt es präventiv aktiv zu werden?

Neben den eben genannten Vorteilen der Prävention für die eigene Gesundheit gibt es auch noch weitere neue Anreize der Krankenkassen. So bieten mittlerweile viele große Krankenkassen, die etwas von sich halten, eigene Gesundheitsprogramme an. Nicht nur die genannten Beispiele der Ernährungsberatung und der Rückenschule, sondern auch weitere Angebote, angefangen von Aquafitness, Kurse für das Herz-Kreislauf-System, Walking, Nordic Walking, Herz-Kreislauf-Training, Autogenes Training,

---

[73] Vgl. http://www.die-gesundheitsreform.de/glossar/eigenverantwortung.html, Stand 30.10.2006 15:09.
[74] Vgl. Rosenbrock, R., Gerlinger, T. (2003): Gesundheitspolitik Eine systematische Einführung, in Huber (Hrsg.), 2., vollständig überarbeitete und erweiterte Auflage, Kempten, 2006, S. 31.

Gesundheitswochen, Hatha-Yoga, Progressive Muskelentspannung, Fit für Kinder[75], „Bewegte Familie", „Stressfrei ins Familienglück", „Von der Milch zum Brei", „Stopp den Kopfschmerz", „Schlanksein kann man lernen", Wirbelsäulengymnastik, Qigong, bis hin zum Tai-Chi [76] und noch mehr werden von den unterschiedlichsten Krankenkassen angeboten. Ebenso gibt es sogar Bonuspunkte für Sportabzeichen oder Punktesysteme für Vorsorgeuntersuchungen werden bereits von den meisten Kassen angeboten. Man wird so zu sagen von Anderen für das eigene Gesundheitsbewusstsein belohnt.

4.5.4 Mögliche Nachteile der Prävention

Eine Präventionsmaßnahme durchzuführen ist sicherlich günstiger als eine Behandlung einer Erkrankung. Jedoch ist fraglich, ob denn bei so vielen Anreizen, die Präventionsmaßnahmen durchzuführen, wie zum Beispiel Bonuspunkte oder Kostenübernahme von Präventionsmaßnahmen, die Aufwendungen dafür nicht möglicherweise teurer sein könnten, als eine Behandlung, die folgen könnte. [77]

5   Ergebnisse und Zukunftsaussichten

5.1   Ergebnisse

„Gesetze können nicht alles regeln. Wir leben in einem freien Land, und ob Angebote des Gesundheitssystems wie Früherkennungsuntersuchungen in Anspruch genommen werden oder nicht, beruht letztlich auf einer freien Entscheidung. Das ist gut so, und es soll auch so bleiben." [78]

---

[75]Vgl. http://www.tk-online.de/centaurus/generator/tk-online.de/m02__landesvertretungen/0860/02__pressemitteilungen/02__2005/1219__gesundheitsprogramm.html, Stand 04.11.2006 09:25.
[76]Vgl. http://www.tk-online.de/centaurus/generator/tk-online.de/Formulare/Preaventionskurs/Preaventionskurs.html, Stand 04.11.2006 10:05.
[77] Vgl. Schmehl, A., Wallrabenstein, A. (2005): Steuerungselemente im Recht des Gesundheitswesen, in Mohr Siebeck (Hrsg.), Band 1: Wettbewerb, Tübingen, 2005, S. 25.
[78] http://www.die-gesundheitsreform.de/solidarisch_versichern/staerken_und_schwaechen/grenzen_des_systems/index.html, Stand 30.10.2006 15:01.

Durch DMP's, DRG's, evidenzbasierte Medizin, sowie der Prävention werden Ansätze gegeben gemeinschaftlich die Kosten zu senken und zeitgleich die Nutzen zu steigern sowie die Gesundheit zu sichern. Das Gesundheitswesen kann so auf den richtigen Weg und auf einen Weg der Selbstfinanzierung finden.

5.2 Zukunftsaussichten

Es wird immer eine Aufgabenverteilung und Verantwortung zwischen Staat, Gesellschaft und Individuum bleiben. Jedoch werden weiterhin die Patienteninteressen in der Gesundheitspolitik ein geringes Gewicht besitzen.[79]
Eine Möglichkeit des Individuums bedeutend an der Steuerung des Gesundheitswesens in die richtige Richtung mitzuwirken, wird es nur in soweit geben, dass sie das Umfeld und die Voraussetzungen durch ihr positives neues Gesundheitsverhalten stärken können. Es bleibt daran, zu glauben, dass der Staat die Leistungen weiterhin in ein optimales Verhältnis auf der ökonomischen und sozialen Schiene bewegt. Es gibt Steuerungselemente, die mehr in die ökonomische als in die soziale und gerechte Schiene abzielen. Es wird jedoch nicht so sein, dass es ein rein auf die Wirtschaft abgezielte Gesundheitswesen gibt. Die Politik wird jedoch dafür sorgen, dass das Verhältnis dieser beiden Aspekte zueinander sich in einer Waage befinden wird.

Das Ziel der Steuerung durch den Staat ist es eine qualitativ hochwertige Medizinische Versorgung zu kleinen Preisen realisieren zu können. Dies erreicht man jedoch nur, wenn man ein richtig gesetztes Qualitätsziel und ein Kostenziel richtig definiert und dieses konsequent verfolgt.

Wird die Solidargemeinschaft der gesetzlichen Krankenversicherung bald auch mehr durch die wettbewerbliche Orientierung bestimmt sein, wie die private Krankenversicherung? Oder in wiefern wird die private Krankenversicherung in die Solidargemeinschaft der Versicherten einbezogen?
Eine Möglichkeit die Wirtschaftlichkeit im Gesundheitswesen zu steigern mag die Annäherung der gesetzlichen Krankenversicherung (GKV) an die private Krankenversicherung (PKV) sein. Mehr Markt und mehr Wettbewerb werden die

---

[79] Vgl. Rosenbrock, R., Gerlinger, T. (2003): Gesundheitspolitik Eine systematische Einführung, in Huber (Hrsg.), 2., vollständig überarbeitete und erweiterte Auflage, Kempten, 2006, S. 21.

Hauptthemen der gesundheitspolitischen Diskussionen für die kommenden Jahre darstellen. Der Weg von einer Bemessung des Beitrags aufgrund wirtschaftlicher Leistungsfähigkeit zu einer Bemessung nach dem individuellen Gesundheitsrisiko wird jedoch immer wieder die Frage nach der sozialen Gerechtigkeit aufwerfen.[80]
Erst wenn diese Fragen geklärt sind, werden wohl die Skeptiker des „kränkenden Gesundheitswesens" ihre Ruhe geben.

---

[80] Vgl. Schmehl, A., Wallrabenstein, A. (2005): Steuerungselemente im Recht des Gesundheitswesen, in Mohr Siebeck (Hrsg.), Band 1: Wettbewerb, Tübingen, 2005, S. 50-52.

Literatur

Buchquellen

Bundeszentrale für Politische Bildung. (2002): Grundgesetz, in Bundeszentrale für politische Bildung (Hrsg.), hier: Artikel 2 (2) GG, Bonn, 2002.

Busse, R., Schreyögg, J., Gericke C. (2006): Management im Gesundheitswesen, in Springer (Hrsg.), Heidelberg, 2006.

Der Brockhaus, in einem Band, 10. Auflage, (2003), Leipzig, 2003.

Hohmann J. (1998): Gesundheits-, Sozial- und Rehabilitationssysteme in Europa, in Huber (Hrsg.), Bern, 1998.

Lauterbach, K.W., Stock, S., Brunner, H. (2006): Gesundheitsökonomie, in Huber (Hrsg.), 1. Auflage, Bern, 2006.

Ohne Verfasser (2006):Wege der Sozialversicherung, 60. Jahrgang, Asgard Verlag in Sankt Augustin, 2006, S. 316.

Reichel, R. (1998): Aufklärung und Kritik, Schwerpunkt: Liberalismus, Soziale Marktwirtschaft, Sozialstaat und liberale Wirtschaftsordnung, in Gesellschaft für kritische Philosophie Nürnberg, Sonderheft 2 (Hrsg.), Nürnberg, 1998.

Reuter, P. (2004): Springer Lexikon Medizin, in Springer (Hrsg.), Heidelberg, 2004.

Rosenbrock, R., Gerlinger, T. (2003): Gesundheitspolitik Eine systematische Einführung, in Huber (Hrsg.), 2., vollständig überarbeitete und erweiterte Auflage, Kempten, 2006.

Schmehl, A., Wallrabenstein, A. (2005): Steuerungselemente im Recht des Gesundheitswesen, in Mohr Siebeck (Hrsg.), Band 1: Wettbewerb, Tübingen, 2005.

Online-Quellen

http://www.bpb.de/wissen/S4VGR2,0,Krankenversicherungsschutz_der_Bev%F6lkerun
g.html, Stand 04.11.2006 15:01.

http://www.die-gesundheitsreform.de/glossar/aerztliche_verguetung.html, Stand
30.10.2006 15:06.

http://www.die-gesundheitsreform.de/glossar/eigenverantwortung.html, Stand
30.10.2006 15:09.

http://www.die-gesundheitsreform.de/glossar/evidenzbasierte_medizin.html, Stand
25.10.2006 15:21.

http://www.die-gesundheitsreform.de/glossar/fallpauschalen.html, Stand 25.10.2006
15:33.

http://www.die-gesundheitsreform.de/glossar/leitlinien.html, Stand 30.10.2006 15:04.

http://www.die-
gesundheitsreform.de/glossar/strukturierte_behandlungsprogramme.html, Stand
30.10.2006 15:08.

http://www.die-
gesundheitsreform.de/presse/fachveranstaltungen/dmp_tag/dmptag_beitrag_lauterbach.
html, Stand 03.11.2006 16:07.

http://www.die-
gesundheitsreform.de/presse/fachveranstaltungen/dmp_tag/dmptag_beitrag_sawicki.ht
ml, Stand 03.11.2006 15:58.

http://www.die-
gesundheitsreform.de/solidarisch_versichern/staerken_und_schwaechen/grenzen_des_s
ystems/index.html, Stand 30.10.2006 15:01.

http://www.die-
gesundheitsreform.de/themen_az/fragen_antworten/chronikerprogramme/strukturierte_
behandlungsprogramme.html, Stand 25.10.2006 15:47.

http://www.die-
gesundheitsreform.de/themen_az/fragen_antworten/chronikerprogramme/vorteile_beha
ndlungsprogramme.html, Stand 25.10.2006 15:18.

http://www.kliniken.de/lexikon/Medizin/Gesundheit/Gesundheit.html, Stand 5.11.2006
12:45.

http://www.oecd.org/dataoecd/54/33/35056839.pdf, Stand 10.11.2006 09:57.

http://www.tk-online.de/centaurus/generator/tk-
online.de/Formulare/Preaventionskurs/Praeventionskurs.html, Stand 04.11.2006 10:05.

http://www.tk-online.de/centaurus/generator/tk-
online.de/m02__landesvertretungen/0860/02__pressemitteilungen/02__2005/1219__ges
undheitsprogramm.htm, Stand 04.11.2006 9:25.

http://www.zdf.de/ZDFde/inhalt/9/0,1872,3932105,00.html, Stand 06.11.2006 13:58.

BEI GRIN MACHT SICH IHR WISSEN BEZAHLT

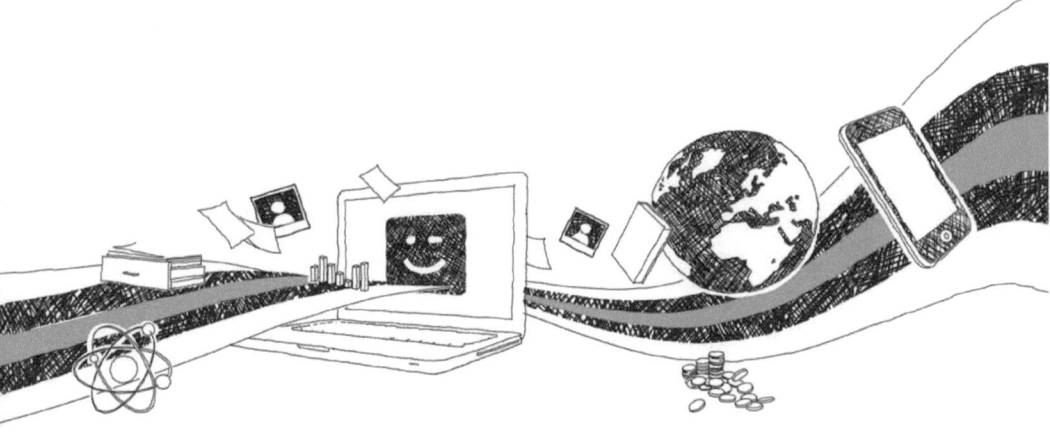

- Wir veröffentlichen Ihre Hausarbeit, Bachelor- und Masterarbeit

- Ihr eigenes eBook und Buch - weltweit in allen wichtigen Shops

- Verdienen Sie an jedem Verkauf

Jetzt bei www.GRIN.com hochladen und kostenlos publizieren

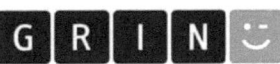